Cómo vencer la **Artritis Reumatoide**

Mi historia y experiencia de la mano de Dios

KAREN CHIONG

Reservados todos los derechos. No se permite la reproducción total o parcial de esta obra, ni su incorporación a un sistema informático, ni su transmisión en cualquier forma o por cualquier medio (electrónico, mecánico, fotocopia, grabación u otros) sin autorización previa y por escrito de los titulares del copyright. La infracción de dichos derechos puede constituir un delito contra la propiedad intelectual.

El contenido de esta obra es responsabilidad del autor y no refleja necesariamente las opiniones de la casa editora. Todas las imágenes fueron proporcionadas por el autor, quien es el único responsable sobre los derechos de las mismas.

Publicado por Ibukku
www.ibukku.com
Diseño y maquetación: Índigo Estudio Gráfico
Copyright © 2020 Karen Chiong
ISBN Paperback: 978-1-64086-545-7
ISBN eBook: 978-1-64086-546-4

ÍNDICE

Introducción	5
Dedicatoria	9
La Artritis Reumatoide en el mundo a manera de síntesis	11

Capítulo 1
Mi historia viviendo y conviviendo con la artritis ... 15

Capítulo 2
Todo un reto el iniciar la escuela ... 21

Capítulo 3
El aprender a estar bien ... 25

Capítulo 4
Las cosas son como son y nosotros debemos tratar de controlarlas porque es un constante en nuestro vivir ... 29

Capítulo 5
La mudanza a Estados Unidos ... 33

Capítulo 6
Volviendo a Nicaragua ... 37

Capítulo 7
El regreso a Miami ... 41

Capítulo 8
El matrimonio y los hijos ... 45

Capítulo 9
¡Cirugía de cadera exitosa! ... 49

Introducción

Desde hace ya algunos años había querido escribir mi propia historia y mi experiencia con la artritis y cómo he logrado salir victoriosa en cada batalla. En la primera parte se ofrece información general sobre la enfermedad. La segunda parte describe mis propias experiencias y vivencias personales, consejos y autoayuda, así como conceptos de **medicina alternativa y complementaria,** y recomendaciones en general que me han ayudado en mi diario vivir. Estos tratamientos alternativos van desde la **medicina tradicional china** hasta **medicina naturista,** y abarcan una amplia variedad de terapias.

Con este libro pretendo compartir y ayudar a través de mis vivencias a otras familias que quizás no sepan qué rumbo seguir una vez que son diagnosticadas con artritis reumatoide, y para que tú, amigo lector, también entiendas que aunque la vida tiene diferentes desafíos y pruebas como son las enfermedades, accidentes, perdidas, etc., aprendas que éstas llegan para hacernos pensar, entender y crecer. Creo que si esas situaciones las tomamos como aprendizajes, nos harán mejorar y entender enormemente nuestra vida, así como a transmitir un mensaje a muchas personas que pueden estar pasando por una situación similar.

Quise escribir mi historia también con motivo de dar fe y esperanza a esas personas que padecen de artritis para que sepan que sí se puede vivir una vida sin dolor con la ayuda de DIOS y controlando la enfermedad, siendo responsables, cuidando nuestro cuerpo y poniendo mucha fuerza de voluntad e intención en cada cosa que hagamos, pienso que la fe mueve montañas… *¡**Con Dios todo es posible!** (**Lucas 5:5**)*, así también con el amor de la familia, con disciplina, entusiasmo, mucho ánimo, amor a la vida y a uno mismo, y por supuesto determinación en lo que hagamos, ¡se puede salir adelante!

Pienso que las pruebas y dificultades, así como las desilusiones, la tristeza, las enfermedades y el dolor, son un aspecto difícil, pero con la ayuda del Señor nos pueden llevar al crecimiento, y se deben enfrentar con fe y verdadera seguridad de tener éxito como lo he logrado yo hasta ahora. Dios y mi familia son mi mayor bendición y mi principal ayuda.

Hermanos míos, considérense muy dichosos cuando tengan que enfrentarse con diversas pruebas, pues ya saben que la prueba de su fe produce constancia. (Santiago 1:2)

Me gustaría señalar que no todos los organismos son iguales y que lo que a mí me ha servido en algún momento, como tratamientos y remedios naturales, quizás no tengan el mismo efecto en otros De ninguna manera es un libro para auto medicarse, el tratamiento de su enfermedad corresponde a su médico.

Durante estos años de aprendizaje he comprendido que la naturaleza proporciona todo lo que se necesita para aliviar el dolor y hasta sanar nuestras dolencias, para mí la constancia, dedicación y perseverancia son también aspectos importantes que me han ayudado a ganarle a esta condición con el paso de los años. *La artritis reumatoide juvenil* se da en algunos niños desde muy temprana edad como fue mi caso, para mí ha sido de gran ayuda el mantener un régimen de alimentación vegetariana muy estricto, pero lo he logrado gracias a la determinación, ayuda y guía de mis padres. Por casi 40 años he pasado por diversos tratamientos como son la medicina natural con hidroterapia, orinoterapia y acupuntura, esta última con el doctor japonés Atom Inoue en mis primeros 3 años de padecimiento y tras mi primer crisis fuerte a mis 10 años de vida. También recomiendo la programación de la mente, la medicina holística y todo lo que ayude a estar bien emocional, espiritualmente y en general. Hoy puedo decir que fue una dicha y gran bendición empezar mi tratamiento en esa etapa tan importante como lo es la niñez, y el haber tenido a mi alcance un grupo de médicos y fisioterapeutas a mi alrededor llenos de paciencia, amor y dedicación.

Pienso que Dios o la vida nos pone pruebas, así como también personas que vienen a ser ángeles que nos ayudan a superar y a salir adelante en los momentos difíciles, pero también es sumamente importante el mantener en todo momento una mente positiva, y doy gracias a Dios porque esa fue la actitud de mis padres en todo momento, ser siempre positivos y perseverantes utilizando todas las herramientas disponibles en aquellos tiempos.

Creo firmemente que *"Con Dios, todo es posible." (Marcos 10:27)*, y que el éxito y la felicidad de una persona dependen en gran medida de cómo respondemos a esas dificultades de la vida. Para mí el sufrimiento ha sido como una experiencia de enseñanza.

Por otra parte, es también muy importante consumir alimentos que ayudan a las personas que padecemos de artritis reumatoide a aminorar el dolor y la inflamación, entre ellos está la linaza, las frutas, todo tipo de vegetales, los cereales integrales, y el aceite de oliva y de coco. Asimismo, evitar el consumo de alimentos como hamburguesas, pollos, carnes rojas y también las frituras o comida chatarra. Esta es la conclusión que me ha ayudado en el vivir y convivir desde muy temprana edad con ARTRITIS REUMATOIDE JUVENIL.

Dedicatoria

Dedico este libro primeramente a Dios y a mis padres que me han ayudado siempre y que me fueron guiando para que pudiera superar cada reto y obstáculo. Le doy infinitas gracias a todos mis hermanos que siempre han estado ahí cuando los he necesitado, apoyándome incondicionalmente en todo momento. También a mis hijos y esposo que son los que están siempre a mi lado.

Y a todas esas personas que fueron también parte de mi vida y lo siguen siendo, que Dios ha puesto en mi camino para que yo lograra estar bien y superara cada prueba con éxito.

La frase que más me inspira a seguir adelante y que me da fuerzas en todo momento: *"Todo lo puedo en Cristo que me fortalece." (Filipenses 4:13)*

"El amor es paciente, es bondadoso; el amor no tiene envidia; el amor no es jactancioso, no es arrogante." (1 Corintios 13:4). Así es el amor que recibí de mi familia y todas esas personas que me han ayudado.

¡Gracias, gracias, gracias!

La Artritis Reumatoide en el mundo a manera de síntesis

Para los que conocen poco sobre la artritis me gustaría darles un pequeño resumen e información para que se den una idea del porcentaje de personas que la padecen en distintos países.

Uno de los principales objetivos de escribir este libro es proporcionar información sobre las características de nuestra enfermedad, para que sirva de orientación tanto para los que la padecemos como para los familiares.

Hay personas que piensan que la artritis es exclusiva de la vejez, sin embargo, suele darse en jóvenes y algunas veces en la niñez.

No existe actualmente en la sociedad una sensibilidad respecto a lo que les sucede a los afectados y a sus familias en el curso de esta enfermedad que evoluciona a través de los años dejando secuelas físicas y psicológicas de un gran impacto, muy difíciles de superar.

La artritis es una enfermedad autoinmune de origen desconocido que se manifiesta a través de una variada sintomatología en personas de cualquier edad, y que afecta en un mayor porcentaje a la población femenina, siendo una enfermedad incapacitante que limita tanto las actividades cotidianas como la vida laboral.

Esta enfermedad se reconoce en todos los países latinoamericanos. De acuerdo con una investigación que se realizó entre 1978 y 1982 en Argentina, Brasil, Chile, México, Uruguay y Venezuela bajo los auspicios de la Organización Panamericana de la Salud, la artritis reumatoide constituye la segunda categoría diagnóstica más frecuente en la consulta reumatológica. La artritis reumatoide no solo ocupa el segundo lugar como causa de hospitalización; también es la enfermedad reumática que produce el mayor número de días de hospitalización y la mayor incapacidad física.

En la actualidad todavía no está claro si la prevalencia e incidencia de la artritis reumatoide en América Latina son comparables a las que se describen en Europa y América del Norte. Estudios en Chile y Puerto Rico han demostrado que la prevalencia de la enfermedad es menor: 0.4-0.9 % en comparación con 2.5-2.7 % en grupos caucásicos norteamericanos.

La artritis reumatoide afecta entre el 1 y 1.5 % de la población mundial; además en Latinoamérica, cifras de la Organización Panamericana de la Salud, indican que hay 34 millones de personas con discapacidad permanente y 140 millones con discapacidad temporal a causa de las enfermedades reumáticas.

En Latinoamérica hay estudios de prevalencia realizados en Argentina y en Brasil donde

Ha sido reportado el 0.9 y 45% respectivamente.

En 2013, el Congreso del Colegio Mexicano de Reumatología, reportó una prevalencia del 1.6% dentro de la población, lo que colocó a México dentro de los países con alto porcentaje en artritis reumatoide.

En los Estados Unidos casi 70 millones de personas sufren de algún tipo de artritis, problemas articulares crónicos u otras enfermedades reumáticas.

Artritis se refiere literalmente a inflamación de las articulaciones, pero el término se utiliza para describir más de 100 enfermedades reumáticas y condiciones que afectan las articulaciones, los tejidos que rodean la articulación del tejido conectivo, y otros. El patrón, severidad y localización de los síntomas pueden variar dependiendo de la forma específica de la enfermedad. Por lo general, las enfermedades reumáticas se caracterizan por dolor y rigidez en y alrededor de una o más articulaciones. Los síntomas pueden desarrollarse gradualmente o de repente. Algunas enfermedades reumáticas también pueden implicar al sistema inmune y varios órganos internos del cuerpo.

La prevalencia de artritis varían entre la población hispana, desde un 12% en cubanos o cubano-americanos, hasta un 22% en puertorriqueños. Más de 200.000 personas padecen **artritis reumatoide** (AR) en España.

Los síntomas mas comunes de la artritis:

- Dolor e inflamación en las articulaciones.
- Rigidez al levantarse.
- Enrojecimiento y recalentamiento del área de la coyuntura.
- Perdida de peso inexplicable.
- Fatiga y debilidad.
- Trastornos circulatorios.

Capítulo 1
Mi historia viviendo y conviviendo con la artritis

Cuando me empezó

Si a los adultos les resulta una situación difícil, ¿cómo la vivirá un niño que no entiende lo que le pasa?

Recuerdo que un día, a mi corta edad de seis años, me empezaron a doler las muñecas y poco tiempo después el dolor se presentó también en los pies y tobillos, yo no les dije nada a mi padres, pero un día mi mamá se dio cuenta de que no podía agarrar las cosas y se lo comunicó a mi papá; ellos se preocuparon y sin saber lo que estaba pasando conmigo me llevaron al médico para que me hicieran todo tipo de análisis, después de ver a varios doctores y especialistas me diagnosticaron con *artritis reumatoide juvenil*, me ingresaron al hospital porque me dio la fiebre reumática, recuerdo que cumplí los 7 años ahí, internada. Especialmente para los niños, cumplir años es uno de los eventos más importantes en nuestras vidas, cuando lo pasé en el hospital de León, tratando de entender y observar todo lo que sucedía a mi alrededor, aun con mi corta edad me di cuenta de que mi familia era muy especial; supe lo bendecida que estoy de tenerlos siempre a mi lado cuando me puse a observar a otras niñas que estaban en la misma sala que yo, a las que muy pocas veces llegaban a visitar, recuerdo que cuando salí, les regalé unos libros y lápices de colores que me habían llevado mis familiares. Ese día quedó grabado en mi mente porque fue ahí cuando empezó mi historia con la artritis y el trabajo, la lucha y el aprendizaje con mis padres para ayudarme a estar bien, para ayudarme a vivir una niñez normal, para que yo siguiera siendo una niña feliz y alegre, y para que todo este suceso no fuera tan difícil para la familia.

Les quiero compartir una pequeña descripción de mi ciudad natal. Nací en la ciudad de León, un pequeño pueblo que está ubicado a tan solo 93km de la ciudad de Managua, capital de Nicaragua conocida como La Ciudad Universitaria, conserva en sus calles y edificios el estilo colonial, que se evidencia en la bellísima catedral, considerada la más grande de Centroamérica, cuyo atrio está decorado con impresionantes leones que también se encuentran alrededor de la fuente de la plaza central. También alberga la tumba de Rubén Darío, "príncipe de las letras castellanas", y de otros grandes poetas como Alfonso Cortes. La costa cercana a León es un centro turístico de importancia con balnearios como los de Poneloya que abren sus playas a las bravas aguas del Pacífico. León tiene un clima tropical con pronunciada estación seca entre los meses de noviembre y abril, y una estación lluviosa entre los meses de mayo y octubre, con una temperatura promedio de 27 a 29° C, y una humedad relativa promedio de 67%, yo diría que es muchísimo más caliente que la ciudad de Miami, donde vivo ahora.

Crecí en una familia conformada con un padre dentista de origen chino-nicaragüense, y una madre nicaragüense, ama de casa y dedicada a sus hijos. Tengo dos hermanas menores: Irene y Karol, que son siempre mi apoyo y fortaleza, y quienes con su amor me han dado las fuerzas y el ánimo para salir victoriosa en cada batalla con la artritis.

Durante esa etapa de infancia no todo fue dolor, también aprendí a nadar y a leer antes de los 5 años, fui a clases de inglés, francés y pintura. Sobresalía especialmente en las clase de natación, las cuales tomaba con mi padre quien siempre me decía que todo lo que me propusiera en la vida lo podía lograr si me lo ponía en la mente, y que todo lo podemos alcanzar si de verdad queremos, así que siempre me ponía retos que, en cierta forma, considero que eran un entrenamiento previo a mis años próximos que viviría con artritis, ya que me fue dando disciplina y responsabilidad ante la vida en muchos aspectos, y considero que para lograr estar bien y estable por muchos años se necesita de sacrificio, disciplina y determinación.

Como todo deporte, la natación requiere, como ya mencione, de mucha disciplina y entrenamiento, pues uno de esos retos era cruzar nadando el estéreo de la playa de Poneloya hasta una isla que quedaba del otro lado donde entraba la corriente con mucha fuerza, quizás para muchos lo que hacíamos mi papá y yo era muy loco y peligroso ya que no creo que hubiese otra persona que hiciera eso con su hija de 5 años, lo único que puedo decir ahora que lo cuento como anécdota es que el hecho de que nunca me infundieran el miedo en la mente fue lo que me ayudaba a llegar siempre al otro extremo de la playa; recuerdo que antes de lanzarnos a la corriente mi papá siempre me preguntaba si de verdad quería cruzarme.Nosotros siempre fuimos una familia que amaba estar en el mar, íbamos todos los fines de semana. Los sábados mis padres nos levantaban a las 6:00 de la mañana para preparar todo.

Ya en la playa desayunábamos en el restaurante *Cáceres* y a veces íbamos también al otro extremo, donde había una casita con un puestecito, *La María* le decían, ahí se podían comer tortillas recién hechas con cuajadas, y te pelaban y cortaban un coco para poder tomar el agua. Por muchos años no hubo un solo fin de semana que no pasáramos en la arena, disfrutábamos de cada día ahí como una aventura.

Han pasado los años y hasta la fecha la playa sigue siendo nuestro lugar favorito para salir o pasar el fin de semana tanto de mis hermanas como mío, puedo decir que amamos ir al mar y aunque solo sea para pasar ahí el día caminando en la arena y escuchando el sonido del mar, es una de las mejores bendiciones de la vida que uno puede disfrutar, así que agradezco las costumbres que mis padres nos inculcaron desde pequeñas.

Debes saber que, para aprender a nadar, primero se deben realizar ciertos ejercicios básicos de respiración, pero es mucho más importante perder el miedo. Una vez que logres vencer tus temores y sientas seguridad en ti mismo, puedes comenzar a aprender a nadar. La respiración ayuda a tener una mayor capacidad y rendimiento en natación, pero a lo largo de los años, esas técnicas también me han ayudado a controlar el dolor causado por la artritis.

Capítulo 2
Todo un reto el iniciar la escuela

Empecé el primer grado en el Colegio La Asunción, un colegio católico grande, de monjas, y que en aquella época era solo de mujeres, estudié ahí hasta el doceavo grado al igual que mis hermanas, en ese entonces éramos cinco mujeres, y sobresalíamos por ser tantas, además de ser buenas estudiantes, nos llamaban "las Chiong". Por mi parte fui muy buena alumna tanto en la primaria como en la secundaria ya que siempre me gustó ser muy responsable y organizada. El tener *artritis* no me impedía ser sociable y amistosa con mis compañeras así que siempre que podía les ayudaba y les daba clases en mi casa, sobre todo para explicarles de matemáticas, física y química ya que se me facilitaban mucho y el estudiar nunca me fue un problema, a cambio ellas me ayudaban dejándome los resúmenes cuando yo faltaba a clases, ya fuera por citas médicas o por dolor; y agradezco a cada una de ellas por apoyarme en esa etapa de mi vida.

Otra de las dificultades que sufrí durante mis primeros años de estudio fue que, a la hora del recreo o en clase de educación física, me daba mucho miedo que me agarraran de la mano o que tuviera que salir corriendo, ya que para ese tiempo tenía dolores intensos y no podía explicarle a nadie lo que estaba viviendo.

El único analgésico que existía en aquellos años era la aspirina y eso no me ayudaba en nada, aun así me las tomaba a escondidas pensando que me calmarían el dolor, para ello mis padres me ayudaban haciéndome jugos de frutas y vegetales para que los tomara durante todo el día, eran de repollo, chiltoma, tomate, pepino, remolacha, zanahoria o algunas veces mixtos, y con un limón exprimido para darle más sabor. Hoy en día estos jugos están muy de moda y se conocen mucho por el internet como los jugos verdes o de vegetales. yo los tomaba desde mi niñez cuando nadie los conocía, me enteré de sus beneficios gracias a un libro muy grueso que tenía mi papá que explicaba sobre todas las propiedades de las frutas y verduras.

A los 10 años, empezando el cuarto grado, tuve mi primera crisis fuerte, perdí el ciclo escolar ya que me quedé sin caminar por un año entero. Llevaba varios días con mucho dolor e inflamación así que me llevaron al hospital para empezar terapias para recuperar el movimiento. Por gracia de Dios recién había llegado un grupo de médicos japoneses a León, mi ciudad, ellos fueron quienes me ayudaron y fueron nuestro apoyo en esa etapa de recuperación y de intensas terapias. Cuando me quedé sin caminar no lo vi como una tragedia, sino como un alivio ya que no tenía que levantarme para ir a la escuela cada mañana que me despertaba con esos dolores que nadie se imagina mas que aquellas personas que padecen de *artritis*, así que agradecía la decisión que habían tomado mis padres de mantenerme en reposo. Comenzaba una etapa nueva y con ello empezaban nuevas experiencias de terapias y recuperación.

Ahí fue cuando comencé un intenso proceso de recuperación, tenía terapias todo el día, desde las 9 de la mañana hasta las 4 o 5 de la tarde, acompañada todo el tiempo por mi mamá, apoyándome con todo su amor característico, y con ello un completo aprendizaje que me ayudarían a sobrellevar este dolor.

Capítulo 3
El aprender a estar bien

Empecé a asistir al departamento de rehabilitación del hospital de León, ahí me hacían **hidroterapia,** que es el uso del agua con fines terapéuticos, ya sea de forma térmica o mecánica (ejerciendo presión), y sirve para los tratamientos de varias enfermedades, lesiones y trastornos; luego **compresas** frías y calientes como por 30 minutos cada una, después venían 40 minutos de **acupuntura**, una práctica china tradicional mediante la cual se insertan agujas pequeñas y delgadas en la piel en puntos específicos del cuerpo para disminuir el dolor al desatar nudos musculares liberándolos de tensión, espasmos y ayudando a que los músculos acortados vuelvan a un estado relajado, también interviene en la regulación del sistema nervioso, el cual estimula la liberación de sustancias naturales del cuerpo (endorfinas) que combaten el dolor. A mí me ponían las agujas primero boca arriba desde la cabeza hasta los pies y luego boca abajo por otros 40 minutos. Con las agujas también me colocaban los electrodos para conseguir los beneficios de la electroacupuntura, una variante de la acupuntura clásica, que combina el uso de las agujas con la estimulación eléctrica y también es usada en la medicina tradicional china, en esta técnica se utiliza las agujas de acupuntura como electrodos de contacto, los cuales emiten una micro descarga eléctrica de frecuencia controlada según la corriente en los puntos de acupuntura de la zona a tratar. Finalmente venían los ejercicios y masajes, era como estar en un spa rodeada de todos los cuidados y cariños de los que estaban a mi alrededor, ellos me hacían una niña feliz.

Quiero recalcar un poco que en mi alimentación nunca dejaron de acompañarme todo tipo de frutas típicas de Nicaragua como banano, mandarinas, naranjas, mangos, jocotes; y de verduras tomates, zanahorias, repollo, pepino, brócoli, coliflor, chiltomas, remolachas, pepino, etc. Los jugos eran sobre todo de estos vegetales, uno que me ayudaba a la desinflamación rápida era el jugo de papa cruda, tomado en ayunas y con una cucharadita de miel; otra cosa que quizás muchos no habrán escuchado nunca es la sopa de aleta de tiburón, mi papá era quien la preparaba, eso fue lo que más me ayudo a recuperar el movimiento de las rodillas y tendones ya que es rica en proteínas, mucopolisacáridos, calcio y fósforo, además de ser un potente antiinflamatorio para la artritis. Las dietas eran cero azúcar y muy poca sal, también me acostumbre a tomar muchos tés de todo tipo (verde, de manzanilla, de limón y sobre todo de jengibre).

Si me preguntan qué fue lo que más me ayudo a recuperar el movimiento yo diría que la combinación de todo, desde la comida, la acupuntura, la dieta y el ejercicio, hasta el amor de mi familia. "En esto se manifestó **el amor de Dios** en nosotros: en que **Dios** ha enviado a otros, porque

el amor es **de** Dios, y todo **el** que ama es nacido **de Dios** y conoce a Dios." (1 Juan 4:9)

A los 11 años volví al colegio con la artritis controlada y muy recuperada, por un largo tiempo no me molestaron los dolores, también hacía yoga con mi mejor amiga "la Baldizón" como yo la llamaba por su apellido, una niña alegre e inquieta, de ojos verdes y nariz pronunciada, con la que compartía y hacía travesuras, estuvimos juntas durante toda esa linda etapa de la adolescencia: las fiestas de quince años, los amigos, las visitas lugares nuevos y viejos con nuestras familias, etc. En ese tiempo disfruté mucho los aeróbicos, así también trataba de continuar con mis terapias de acupuntura en el hospital, iba dos o tres veces a la semana, según como las clases y tareas me lo permitían.

Capítulo 4
Las cosas son como son y nosotros debemos tratar de controlarlas porque es un constante en nuestro vivir

En octavo grado tuve otra crisis, esta vez causada por el rompimiento de mis padres, para mí era muy duro imaginármelos separados ya que ellos representaban todo mi apoyo y fortaleza. Muchas cosas cambian en una familia con la separación de una pareja. En aquel momento me deprimí muchísimo, no quise asistir más a las terapias pues ya no le hallaba sentido. Yo recién cumpliría los quince años así que recuerdo que me llevaron con un psicólogo para que me ayudara a entender que mis padres siempre iban a estar ahí aunque estuvieran separados, finalmente acepté la realidad aunque no fue fácil.

Cuando estaba en el cuarto año de la secundaria llegó a estudiar una niña llamada Sterling, que hasta la fecha es mi gran amiga, a quien le tengo una gran admiración y cariño por todos sus consejos y apoyo emocional que siempre me ha dado. Ella es muy inteligente, cariñosa, comprensiva y amistosa, también me ayudó muchísimo cuando faltaba a clases, y cuando me sentía mal ella y otras compañeras me llevaban sus cuadernos para que no me atrasara, así fue que logré terminar el bachillerato, con días buenos y días malos, bueno al fin y al cabo creo que así es la vida, lo que tenemos que aprender es a sobrellevarla de la mejor manera.

Las personas que padecen de artritis no deberían estar expuestas a un alto nivel de estrés ya que eso causa que los dolores empeoren, es como si apretaras un botón, esto se debe a que las personas tienen el sistema nervioso muy activo. En mi caso se hacía muy obvio este concepto de que las emociones están muy relacionadas a las diferentes partes del cuerpo.

El estrés que generan los pensamientos negativos se traduce en cambios a nivel físico, ya que nuestro cuerpo sometido a estrés genera cortisol, una sustancia que incide sobre marcadores fisiológicos que alteran la percepción del dolor y disminuyen la fortaleza de nuestro sistema inmune.

Cada día aprendemos que en la vida vamos a estar expuestos a muchas situaciones externas que no podemos controlar, lo que sí podemos aprender a controlar es nuestra mente, a través de pensamientos positivos podemos evitar que las situaciones externas nos afecten. *"Las cosas son como son y nosotros debemos tratar de controlarlos porque es un constante en nuestro vivir."*

También podemos aprender técnicas de relajación consciente y mindfulness, como la relajación por los cinco sentidos. Consiste en dedicarle plena atención a algo relacionado con uno de nuestros sentidos durante cinco o diez minutos cada día. Por ejemplo, el tacto: algo tan simple como acariciar a tu mascota, respirar y observar la naturaleza y el cielo.

La **artritis** reumatoide es una enfermedad degenerativa e incapacitante, si uno no la trata adecuadamente llega a disminuir casi por completo la movilidad de los pacientes. Tenemos que ser positivos, es una enfermedad que no se puede curar, pero sí controlar.

Me gradué de la secundaria con excelentes calificaciones a pesar de no haber estado muy bien ese año, ya me había descuidado en la alimentación, y como todo tuvo sus consecuencias. En esta enfermedad y quizás en todas, ¡la disciplina y la constancia son muy importantes! Si paramos de hacer lo que nos hace bien, nos descuidamos y empezamos a comer alimentos que hacen mal a las articulaciones, dejando que se llenen de ácido úrico, obviamente van a volver los dolores y las inflamaciones.

Otro objetivo de este libro es decirle a las personas y sus familiares que *la vida no es tan mala como a veces parece, aprendamos a ver el bien en cada cosa pues todo trae una bendición*. Yo aprendí, a pesar de haber tenido una infancia difícil, que puedo lograr todo lo que me proponga en la vida, viendo la bendición detrás de la enfermedad conviví y con personas maravillosas que me ayudaron en ese proceso y en cada etapa de mi vida.

En 1991 mi mamá viajó a Miami para trabajar de cocinera en un restaurante y conoció en su trabajo a un señor cubano-americano que trabajaba de contratista en ese tiempo. Se casó nuevamente y años más tarde tuvieron tres hijos que son mis hermanos menores del segundo matrimonio de mi mamá.

Ella era muy joven, apenas tenía 33 años. Esta vez no me afectó su decisión así que mis hermanas y yo recibimos la noticia muy bien.

Mi papá también formó otra familia y tengo otros cinco hermanos por su parte, pero para mí somos todos una sola familia donde tratamos de ayudarnos, cuidarnos, y reunirnos siempre que podemos, porque al final lo único que tenemos verdadero en esta vida son los hermanos.

Capítulo 5
La mudanza a Estados Unidos

Terminé la secundaria a los 18 años y al día siguiente de la celebración de graduación mis hermanas, mi madre y yo salimos para Miami. Ya teníamos residencia ya que habíamos empezado los tramites de la documentación un año atrás. Considero que esa fue otra gran bendición, al llegar a este país con residencia se abrían nuevas oportunidades para nosotros y para mí una mejor forma de controlar la artritis con mejores medicinas.

Pero no todo es como uno lo espera, me llevó mucho tiempo acostumbrarme al cambio. Llegamos en diciembre de 1993, el clima era muy frío, y también tuve que adaptarme a nuevos hábitos alimenticios ya que en mi casa estábamos acostumbrados a cocinar comida china, pero por el estilo de vida del país, y sobre todo la necesidad de trabajar y estudiar a la vez, nos era más fácil comer comida de la calle ¡y para la artritis eso es pésimo! Así que empecé a descuidarme nuevamente.

En el año siguiente, 1994, entré a estudiar una especialidad en programas de computación en el Instituto de Florida ya que me quedaba cerca de donde vivía y era algo que llamaba mucho mi atención, también me inscribí en un gimnasio para que me ayudase con ejercicios, usaba el jacuzzi para reemplazar la hidroterapia que recibía en el hospital de mi ciudad, poco a poco fui involucrándome en actividades y conociendo personas; ahí también hice algunas amistades.

Así pasé unos años asistiendo a clases y haciendo yo misma mi rutina de ejercicios, tratando nuevamente de incorporar a mi estilo de vida los jugos naturales, y continuar con las comidas saludables a base de mariscos altos en omega 3, en ese tiempo no comía nada de carnes rojas. Otra recomendación de gran importancia es la de eliminar los productos lácteos, yo empecé a reducir mi consumo poco a poco en mis dietas al llegar a Miami, y empecé a buscar sustitutos, por ejemplo :

1. Leche de vaca por leche de soja, almendras, avena, arroz, entre otras leches vegetales.
2. Manteca por margarina 100% vegetal. Yogurts de leche por yogurts vegetales, por ejemplo, de soja. Queso animal por quesos vegetales, como el de almendra o el de papa.

Sabemos que la artritis no se cura, pero la comida puede ayudar y hacer que la enfermedad sea más llevadera, los pequeños cambios en tu dieta y estilo de vida pueden producir grandes mejoras en el convivir diario con la enfermedad.

En el año 1994 empecé también a asistir a una iglesia evangélica, yo había crecido y sido educada en un colegio católico y no conocía esta denominación, pero como siempre fui muy abierta a leer y aprender, me di la oportunidad de conocer y asistir a esta nueva iglesia y me gustó mucho la forma tan clara de explicar la Biblia y las alabanzas, captó mucho mi atención y así fue como empezamos a asistir en familia. Una de las experiencias más importantes y maravillosas de mi vida, por la que fui enormemente bendecida y que marcó un antes y un después, fue el recibir a Jesús como Señor y Salvador, puedo decir que todo el dolor y sufrimiento quedó atrás, renové mis fuerzas. me llené de energía y conseguí nuevas inquietudes por querer lograr muchas cosas más en la vida. Reconocí que sin Dios no somos nada y sin él nada es posible.

Así pasó otro largo lapso de tiempo hasta que, después de unos 3 años, nuevamente empecé a sentirme mal, pero esta vez tenía síntomas que no había tenido anteriormente como la perdida de peso excesiva, sangrado de nariz y retención de líquido, lo que me hacía ver toda inflamada del rostro y las piernas. Como aún no tenía seguro medico, mi mamá, muy preocupada, decidió acompañarme en un viaje para hacerme exámenes en Nicaragua, eso fue en el año 1998. Salimos para Nicaragua prácticamente ya de urgencia.

Capítulo 6
Volviendo a Nicaragua

El SEÑOR cumplirá su propósito en mí; eterna, oh SEÑOR, es tu misericordia; no abandones las obras de tus manos. (Salmos 138:8)

Cuando regresé a Nicaragua ya llevaba unos 5 meses sintiéndome mal y para entonces estaba ya muy enferma.

Al primer lugar a donde llegué fue la clínica de mi papá, él y sus compañeros médicos me hicieron exámenes, todo fue bastante rápido, una vez pasaron los exámenes de sangre siguieron los de orina, y más tarde me trasladaron a Managua donde me hicieron la muestra de medula ósea, pues los médicos ya suponían lo que me estaba ocurriendo.

Fue entonces, un par de meses antes de que cumpliera los 23 años, cuando me diagnosticaron con **Lupus sistémico eritematoso**. El **lupus** es una enfermedad crónica en la que el sistema inmunitario del paciente ataca a diferentes órganos y tejidos (puede afectar a la piel, las articulaciones, los riñones, los pulmones, el sistema nervioso, etc.) provocando daño e inflamación.

(El concepto de Lupus aquí descrito es revisado y con el permiso de mi Doctora Sterling Arroliga.)

Me ingresaron rápidamente en el hospital militar de Managua gracias a un familiar que lo dirigía, pero para entonces yo ya me sentía sin fuerzas, ni siquiera podía mantenerme despierta, ya había perdido mucha sangre los meses atrás así que fue prácticamente un milagro que llegara a Nicaragua con vida, estaba muy débil y el lupus me había afectado el corazón y los riñones, en general estaba toda inflamada. Hubo un momento donde sentí que caía en un pozo profundo y muy oscuro, mi mamá, muy creyente, se aferró a su fe al igual que yo y le pedí que buscara a un grupo de la iglesia cristiana para que oraran por mí, ya que sentía que si cerraba los ojos no los abriría más. El grupo de oración vino y luego me trasladaron para hacerme la primera trasfusión de sangre, todo ocurrió muy rápidamente y recuerdo que cuando desperté ya iban a ponerme otra bolsa de sangre, fue como volver a la vida. Pienso que todavía no era mi hora y que el propósito de Dios no se había cumplido aún. Una idea que me ayudó a aferrarme en ese momento a la vida fue el de ver crecer a mi hermano menor al que quiero mucho y tenía apenas un añito. Ese pensamiento, junto con la palabra de Dios a la cual me aferro todos los días de mi vida, es lo que me da ánimo y fuerzas cada día.

Estas cosas os he hablado para que en mí tengáis paz. En el mundo tenéis tribulación; pero confiad, yo he vencido al mundo. (Juan 16:33)

Con la segunda bolsa de sangre ya me sentí llena de ánimo y energía, quería hasta salir corriendo, sentí una recuperación momentánea casi inmediata y a los cuatro días me dieron de alta para poder regresar de nuevo a Miami.

Antes de irme de Nicaragua recuerdo que mi madre y mi tía Adelina, muy querida para mí ya que también estuvo siempre ayudándome, me acompañaron a la clínica del médico que me dio de alta, me dijo que con esa enfermedad ya no iba a poder hacer nada, incluso que no iba a vivir mucho tiempo, que prácticamente estaba desahuciada e iba a tener que cambiar mi estilo de vida; yo estaba acostumbrada a estudiar, ir al gimnasio y llevar una vida regular, en ese momento le contesté que no iba a poner esa idea en mi mente, pues yo todavía tenía muchas cosas por hacer y por lograr.

Digo esto para que no nos dejemos llevar por un veredicto ni de muerte ni de enfermedad. Cuando a mí me dijeron que no iba a poder hacer nada, incluso que iba a morir, yo rechacé esa idea en mi mente, pues solo nosotros mismo podemos decidir si queremos o no seguir adelante y enfrentar con ánimo y valentía la vida.

Nosotros como humanos podemos planear y hacer todo lo que está a nuestro alcance para estar bien, y hacer lo posible por lograr nuestras metas en la vida, pero hay pruebas que todos tenemos que pasar, y sin fe y apartados de Dios quizás no las logremos, ya que ese ánimo, esa guía y fuerza o energía, como queramos llamarle, solo la da Dios.

Capítulo 7
El regreso a Miami

Quiero contarles esto como testimonio: de regreso en Miami recuerdo haberle pedido una señal a Dios, le pregunté si era su voluntad que siguiera viviendo, fue entonces cuando algo increíble sucedió, no sé si se estaba anunciando un evento de alguna iglesia o era la respuesta a mi pregunta, pero vi varios letreros en la calle que decían el siguiente versículo bíblico, y para mí fue la respuesta de Dios a mi vida:

Porque de tal manera amó Dios al mundo, que dio a su hijo unigénito, para que todo aquel que cree en él, no se pierda, mas tenga vida eterna. (Juan 3:16)

A la semana de estar de vuelta en Miami empecé a tener sangrado de nariz nuevamente, así que me llevaron al Jackson Hospital y me dejaron internada ya que había traído el diagnostico de lupus desde Nicaragua, lo que hizo más fácil a los médicos tomar una decisión y repetir todos los exámenes para estar seguros del tratamiento a seguir.

Estuve ahí por tres semanas y salí con un tratamiento de quimioterapia que me llevó 8 meses completar para poder sanar los riñones que habían sido los órganos más afectados.

Recuerdo que fueron los 8 meses más eternos de mi vida, parecían interminables. Quienes han tenido algún tipo de quimioterapia sabrán de qué estoy hablando, en general todo el proceso es muy fuerte, desde el primer momento en que te conectan un líquido, además dura todo el día, por lo menos en mi caso empezaba desde las ocho de la mañana y terminaba a las 3:30 o 4 de la tarde. Una vez que terminaba el tratamiento sentía que salía de ahí mas hinchada que cuando entraba y con vista muy borrosa, apenas lograba bajar del edificio y entrar al auto. Pasaba días con náuseas, pues hasta los olores del lugar donde estuviera me daban ganas de vomitar, todo me molestaba y no podía dejar que me diera el sol, si no me daba alergia. Esas eran solo algunas de las molestias, pues aparte tenía que tomar una gran cantidad de medicamentos y estar haciéndome exámenes de sangre y orina casi cada semana para saber si el tratamiento estaba haciendo efecto. Durante ese tiempo no hice otra cosa más que asistir al hospital.

Es algo que no le deseo a nadie.

En esos años yo no dejé de aferrarme a la fe en Dios, trataba de asistir a la iglesia cada vez que podíamos mi madre, mi padrastro y mis hermanos menores; mi hermana Irene trabajaba y estudiaba así que asistía poco.

A pesar de todo, esos largos ocho meses de tratamiento y recuperación fueron todo un éxito, mis riñones se estabilizaron y volví a estar estable por otra larga temporada. Al siguiente año aprendí a manejar y saqué mi licencia de conducir por cuenta propia aunque todos pensaban que yo no podría hacer algo así, les cuento esto para que piensen en ustedes mismos y para que sepan que cuando uno tiene la determinación de hacer algo ¡sí se puede! Pude estudiar de nuevo, esta vez diseño gráfico de páginas web y también saqué un asociado de instructora de arte, eso fue del 2000 al 2004.

Fue otra temporada de años estables y es que creo y repito que cuando uno se siente bien emocional, espiritual y mentalmente, esa salud se va a ver reflejada en tu cuerpo, creo que hay mucha conexión entre la mente y el cuerpo, es muy importante no estresarnos y cuidar de nuestras emociones si queremos estar en buena condición física y continuar disfrutando de la vida; ¡tan importante es lo que comemos como lo que pensamos y lo que sentimos!

Capítulo 8
El matrimonio y los hijos

En octubre del 2004 conocí por un chat en internet a mi esposo Horacio, de nacionalidad argentina, quien tenía unos 4 años y medio viviendo en Miami y estaba a punto de regresarse a su país ya que su papá acababa de morir y el resto de su familia estaba en su país natal. Decidimos vernos en persona al mes de estar chateando y lo llevé a conocer a mi madre. Como a toda madre protectora al inicio no le agradó la idea, pero yo ya tenía 29 años así que respetó mi decisión. Me casé 6 meses después de conocernos, habíamos pasado ya tres meses yendo a clases de requisitos para matrimonio en la iglesia Jesucristo el Todopoderoso, eso fue a finales de abril del 2005

Con él tengo tres hijos maravillosos, los mellizos Marcello e Isabella, y el pequeño Gabriel. Quiero contarles que cuando me dieron el diagnóstico de lupus y mandaron como tratamiento la quimioterapia, uno de los efectos que iba a causar era la infertilidad, pues los ovarios serían una de las principales áreas afectadas, esto se lo dije a mi esposo cuando nos casamos, pero Dios tiene siempre el control y un propósito en nuestras vidas. Al año y medio de casada vino a visitarme una amiga nicaragüense con su esposo iridólogo quien me convenció de hacerme el análisis del iris y se dio cuenta de que yo estaba embarazada, aun así me recomendó hacerme unos análisis de sangre porque no quería afirmar algo sin estar seguro, así que fui al médico de cabecera que tenía en ese momento y tras los exámenes ¡me afirmó que estaba embarazada! Por supuesto, tanto mi esposo como yo y mi familia nos asustamos ya que nadie se lo esperaba. Empecé a hacerme todas las pruebas e ir a todos los laboratorios, en esos años en el Jackson Hospital todas las citas se demoraban muchísimo debido a la cantidad de gente, así que me dieron la cita del primer ultrasonido 4 meses después de la noticia y la sorpresa fue cuando la radióloga le dijo a mi esposo: Siéntese que le voy a decir algo, ¡y es que no es uno sino dos! Y así empecé la aventura de mi primer embarazo de gemelos.

Tanto mi primer embarazo como el segundo duraron 31 semanas y fueron por cesárea, durante ese tiempo mi alimentación fue muy estricta, tenía una nutricionista que me ayudó en el proceso de ganar peso, lo que no era fácil para mí, pero gracias a Dios no tuve problemas con la artritis ni el lupus y estuvieron siempre controlados.

Durante esos 7 meses que duró el primer embarazo iba al hospital prácticamente dos o tres veces por semana, debía mantenerme en reposo ya que era considerado un embarazo de alto riesgo no solo por mi problema, sino también por ser doble.

En cada cesárea la recuperación fue muy rápida, a las dos semanas ya estaba manejando, y mis hijos, gracias a

Dios, ganaron peso rápidamente durante las cuatro semanas que tuvieron que pasar en el hospital después de nacidos. Mi mamá me ayudó durante los primeros siete meses con los mellizos y lamentablemente fue el único tiempo que mis hijos pudieron disfrutar de su abuela, ya que antes de tener el primer añito de nacidos, mi mamá falleció por un derrame cerebral a sus 48 años; ahí fue realmente donde me tocó un tiempo difícil y donde tuve que trabajar duro para cuidar de mis hijos sin la ayuda de mi madre.

El segundo embarazo fue tres años más tarde y las cosas fueron un poco más fáciles. Nadie podía creer que yo, con tanto historial médico, había tenido gemelos y que no había tenido ninguna complicación, así que el segundo embarazo no podía ser más difícil. Viaje a Nicaragua con tres meses de embarazo acompañada de mi esposo y los mellizos y me hace mi primer ultrasonido con mi querida amiga y doctora en radiología Sterling, ella me dio la noticia de que venía otro varón.

Me considero una persona muy bendecida por todo lo que he pasado y he podido lograr con la ayuda de Dios y de mi familia, que han estado siempre conmigo apoyándome en todo momento.

Del 2005 al 2015 fueron 10 años en los que estuve muy activa criando y cuidando de mis hijos, me ayudó mi gran amiga Cela, alegre, cariñosa y amante de los niños, a ella la conocí en la iglesia a la que asistía en ese tiempo, y más tarde vino de Nicaragua también a ayudarme mi madrasta Silvia, quien con toda su paciencia, sencillez y humildad venía cada seis meses para que yo pudiera descansar un poco y cargar energías por un tiempo. En esa etapa me dediqué a ver y cuidar de mis hijos hasta que llegaron los cuatro añitos de los gemelos y pudieron entrar a la escuela, Marcello era un niño súper inquieto e inteligente que aprendió el ABC al tercer día de haber entrado por primera vez a una escuela, Isabella era una niña tímida y callada pero observadora e inteligente también y muy responsable, desde pequeñita siempre ha sido muy dedicada con sus tareas; y luego está Gabriel, muy conversador, inteligente y a la vez juguetón, le gusta preguntar y saber de todo y le encantan los animales, sobre todo los perros. Como madre de estas tres personitas me siento súper orgullosa, bendecida y agradecida con Dios por darme cada día la alegría y la dicha de tenerlos en mi vida.

Capítulo 9
¡Cirugía de cadera exitosa!

Siete años más tarde se produjo un desgaste físico en el lado derecho de mi cadera debido a mi consumo de prednisona desde los 23 años, y por haber tenido dos embarazos donde prácticamente todo lo que comía lo absorbían los niños, especialmente en el de los gemelos, así que en el 2016 me hicieron reemplazo de cadera. Cuando la doctora me dio la noticia y me explicó procedimiento a seguir me asusté mucho, así que quiero decirles que no se guíen por los comentarios y experiencias negativas de otras personas. No puedo negar que en un primer instante me dio mucho miedo y me puse a llorar, pero el recordar que tenía tres hijos que son mi mayor bendición, vino a mi mente la frase bíblica que me ha acompañado toda mi vida y es Filipenses 4:13 "Todo lo puedo en Cristo que me fortalece."

> *"Entonces, ¿qué diremos a esto? Si Dios está por nosotros, ¿quién estará contra nosotros?" (Romanos 8:31)*

Así que me llené de fuerza y valentía y empecé a concentrarme únicamente en pensamientos positivos, debía decidirme rápido porque no había ya otro espacio en la agenda de la doctora, y así fue como establecí la cita para la cirugía de cadera con la Dra. Michaela Schneiderbauer, nuevamente doy gracias a Dios porque me tocó una eminencia en ese campo profesional, así que tres meses más tarde me estaba haciendo el reemplazo total de cadera, no pasé ningún dolor y me recupere rápidamente, hice la rehabilitación yo misma en mi casa y después de las dos semanas que es el tiempo requerido de reposo, ya estaba manejando.

A lo largo de mi vida cada recaída fue como un reto donde tenía que sacar nuevas fuerzas, orar, programar mi mente y declarar que iba a salir de esa situación, creerlo y ponerme en las manos de Dios. Puedo decirles que en todas esas etapas de dolor y recaídas también hubieron experiencias y momentos de tristeza y alegría, donde pude conocer y compartir con mucha gente, con tantos pacientes al igual que yo, y médicos que fueron como ángeles y guías en ese momento.

Esas personas que su único propósito era ayudarme a superar esa etapa de mi vida que pudo haber sido triste sin embargo estuvieron llenas de cariño y recuerdos que no tienen precio.

Muchas veces tendremos distintas pruebas en nuestro camino y de nosotros depende cómo las enfrentamos, tenemos que aprender a superarlas y poder salir adelante, no dejar que se nos llene la mente de pensamientos negativos, informarnos, buscar y aprender a vivir de la mejor manera. Creo que ahora ya hay una gran herramienta: el internet, que nos ayuda a encontrar especialistas y medicinas que cada vez son mejores.

Yo actualmente llevo un año tomando Xeljanz y en lo personal me ha ayudado mucho.

Hay otra medicina que es de venta libre que también me ha ayudado y llevo muchos años tomándola: la glucosamina. La **glucosamina** y la **condroitina** forman parte del cartílago normal, el cual actúa como protección entre los huesos de una articulación, se presenta en diferentes formas, que incluyen clorhidrato de **glucosamina**, N-acetilglucosamina (NAG) y sulfato de **glucosamina**, que es una combinación de **glucosamina** y sal mineral. (Concepto por "Arthritis Foundation")

Por supuesto otra nota importante es evitar el sobrepeso ya que aumenta la inflamación. Una dieta saludable, el mantenerse en movimiento, ser activo y positivo, relajarse, ir a la playa, disfrutar y vivir la vida, son prácticas que no deben faltar en el diario vivir y convivir con la artritis.

A mis hijos desde pequeños he tratado de enseñarles a comer de todo y con eso me refiero a que coman todo tipo de vegetales, ya que de esa forma me criaron mis padres y ha ayudado en mi estilo de vida para mantenerme saludable. Pero también dejo que sean niños y que disfruten de un helado de vez en cuando, al fin y al cabo ellos son sanos y lo malo es el exceso.

Escuché una frase por ahí que decía: "No importa cuántas veces te caes, sino las veces que te levantas." Así que con la artritis debemos aprender a levantarnos y aunque recaigas no perder nunca el ánimo, levantarte con nuevas fuerzas y decir "yo puedo, ¡aquí voy de nuevo!"

En mi caso me ayudó también el hecho de que mis padres nunca tuvieron una idea de limitación, que el decir que tenia artritis no quería decir que no iba a poder hacer o realizar 'x' cosa en la vida, todo lo contrario, siempre estuvieron diciéndome "¡tú puedes!", y eso me daba la seguridad y la confianza para poder alcanzar mis metas.

Basado en mi experiencia de vida con la artritis reumatoide aquí les dejo algunas recomendaciones para llevar una dieta correcta:

1. Comidas que sean altas en ácidos grasos omega-3 como el pescado y los frutos secos:

Disminuyen la producción de sustancias químicas que propagan la inflamación. Además, el pescado contiene vitamina D que ayuda a la hinchazón y el dolor. Por ejemplo, el salmón contiene 1.5 gramos de ácido graso. También les puedes agregar los frutos secos a las ensaladas.

2. Aceite de oliva extra virgen:

Contiene oleocantal que es una sustancia que bloquea a las enzimas que participan en la inflamación. Basta con una cucharada sopera al día en las ensaladas ya que contiene 119 calorías y tres cucharadas de aceite de oliva equivalen a una decima parte de una dosis de ibuprofeno. No parece mucho, ¡pero cada pequeño cambio cuenta!

3. Pimientos, cítricos y otros alimentos ricos en vitamina C:

La vitamina C protege el colágeno, que es el principal componente en los cartílagos, es muy beneficioso, pero no hay que abusar ya que puede ser contraproducente para otros tipos de artritis como la osteoartritis.

Lo ideal es entre 200 y 500 miligramos al día.

4. Nueces:

Las nueces son una importante fuente de selenio y un bajo nivel de selenio podría estar relacionado con la artritis reumatoide. Lo recomendables es consumir entre 55 y 200 microgramos al día.

5. Cebollas y puerros:

Los puerros y las cebollas contienen quercetina, un antioxidante que puede inhibir sustancias inflamatorias. Las manzanas, las coles y los jitomates cherry también son ricos en ella.

6. Té verde:

Los estudios muestran que contienen componentes antioxidantes que pueden disminuir la severidad de la artritis, ya que disminuye la producción de sustancias que causan el daño articular. Son recomendables tres tazas al día.

Y no olvidar, como te mencione anteriormente, evitar las carnes rojas y los azucares.

Puedo decir como enseñanza, tras 40 años de vivir y convivir con artritis reumatoide, que todo lo que hagamos para estar bien y vivir bien por largo tiempo es importante, tanto en el estilo de vida como en las terapias y las dietas (eliminando las carnes rojas, los azucares, los lácteos, las harinas, etc.). Mantener un estilo de alimentación saludable incluyendo todo tipo de vegetales, hortalizas y frutas; beber té verde, tomar el sol, tratar de hacer ejercicios y relajación, ¡TODO ayuda! ¡Hasta nuestros pensamientos toman un lugar importante en el estar y mantenerse bien!

Lo que hagamos física, mental y espiritualmente en esta y cualquier otra enfermedad tiene mucha importancia. Como mencioné al inicio, son igual de importantes nuestros pensamientos y nuestra actitud, ¡el propósito y la intención con que lo hagas va a determinar el ESTAR BIEN!

¿Cómo mantengo una actitud positiva con mi estado de salud actual y futuro?
Trato de estar siempre activa, para mí el ejercicio regular es una de las cosas más importantes que puedes hacer para aliviar la ansiedad y el estrés.

Uso la técnica de respiración. El concentrarse en respirar para relajarse es muy útil. Intenta este ejercicio: inhala hasta contar cinco y luego exhala hasta contar cinco. Repítelo por varios minutos.

Otras formas simples de relajación que se pueden practicar en la vida diaria son:

- Tomar un baño caliente.
- Escuchar música tranquila.
- Escribir tus pensamientos y sentimientos en un diario.
- Tomar té de jengibre con canela, de manzanilla o de limón.

Cierra los ojos. Respira despacio. Empieza por los pies y las pantorrillas, tensiona lentamente los músculos. Mantén la tensión varios segundos y luego relaja. Continúa empleando la misma técnica para los principales músculos del cuerpo. Respira profundamente. Disfruta del sentirte relajado por algunos minutos antes de abrir los ojos. Escucha a tu cuerpo y evita que esta práctica te produzca dolor.

Asumir una actitud positiva

La actitud positiva frente a la enfermedad es fundamental.

Y ¿cómo mantenerme positiva? Bueno algunas de las cosas que debes tratar de hacer son mantenerte ocupado, rodearte de tus seres queridos, buscar apoyo, especialmente de las personas que nos transmiten positividad y fuerza, y escuchar música que te transmita fuerzas y te conecte con estados positivos y de superación.

No renunciar a lo que te gusta. Puedes seguir disfrutando de tus actividades favoritas con un poco de ayuda y una actitud positiva.

Me ha ayudado aceptar que tal vez deba moverme a un ritmo distinto.

Buscar el apoyo de familiares y amigos es muy importante.

Otras ideas o herramientas que deberías tener en cuenta y que son parte de mi diario vivir:

- **¡Moverse!** El dolor hace que quieras quedarte quieto, pero los ejercicios regulares de bajo impacto como caminar, el yoga o ejercicios acuáticos, te servirán para reducir el dolor y aumentar la flexibilidad. Comienza gradualmente, escucha a tu cuerpo e incrementa la intensidad poco a poco, de una manera segura.
- **Mantenerse delgado.** Por cada libra de exceso de peso, se ejercen 4 libras adicionales de presión en las articulaciones que lo sostienen tales como caderas, rodillas y tobillos. Disminuir las calorías que consumes y reemplazar alimentos menos nutritivos por frutas, verduras, cereales integrales y proteína magra es clave para alcanzar un peso saludable.
- **Alternar periodos de actividad y descanso.** Cuando tengas dolor o rigidez, recurre al descanso y a la aplicación de fomentos fríos o calientes en las articulaciones.
- **Aprovechar el poder de la mente.** Las técnicas de relajación tales como respiración profunda o relajación

muscular progresiva, pueden aliviar la ansiedad y el estrés, soltar los músculos tensionados y bajar el dolor. La actitud también afecta la sensación de dolor. Concentrarse en cosas que te gustan y disfrutas te ayudará a liberar endorfinas (sustancias naturales del cuerpo) que combaten el dolor.

- **Establecer metas nuevas.** En lugar de aferrarse a imágenes antiguas de ti mismo, instaura otros objetivos y funciones. Puedes ponerte mini metas hasta conseguir logros gratificantes.
- **Planificar tus cosas con tiempo. Consumir pequeñas porciones de comida en el día.** Las comidas pesadas pueden provocar pereza. Ingerir comidas pequeñas o bocadillos te ayudará a mantener el azúcar sanguíneo dentro de los parámetros normales.
- **Hacer ejercicio.** Los ejercicios diarios, aunque moderados, aumentarán tu energía y te servirán para dormir mejor en la noche.
- **Pedir ayuda.** Tus amigos y la familia seguramente te querrán ayudar, pero tal vez no sepan qué clase de asistencia ofrecer, ¡así que comunícate!
- **Aprender a decir "no".** Es importante decir «no» para prevenir excederse y poder conservar tu energía tanto como puedas.

Técnica del Agradecimiento

Algo que creo que todas las personas deberíamos practicar es el mostrar agradecimiento siempre y en todo momento, no solo cuando estamos bien, sino también cuando estés atravesando alguna prueba. Demostrar aprecio por la ayuda que te proporcionan tus amigos y familiares es una sana forma de comunicación. Recuerda el poder de un simple "gracias".

Practicar la gratitud es una de las actitudes más importantes que puedes adquirir y una de las que más cambiará tu vida.

Otro factor de gran importancia que aprendí con los años de convivir con artritis es el hábito de reconocer (darnos cuenta) y de sentirnos agradecidos por todo lo que tenemos (y obtenemos), en vez de centrarnos en todo aquello que nos falta.

Practicar la gratitud aprendiendo a dar las gracias, tanto por lo que tenemos como por lo que nos dan, me parece un buen ejercicio y una gran fuente de bienestar, porque además de hacernos sentir bien a nosotros mismos también hacemos sentir bien a los demás. Este es mi consejo si deseas triunfar y superar ésta o cualquier enfermedad o prueba que la vida te presente.

Incorporando la medicina complementaria y alternativa en mi vida

En estos últimos años con la lectura de algunos libros e investigaciones que he hecho siempre con el propósito de estar cada vez mejor y mantenerme saludable física y emocionalmente, he tratado de incorporar en mi estilo de vida también las **técnicas** de la medicina holística, es decir, todas aquellas **técnicas** complementarias en las que se busca estimular el poder de equilibrio **natural** del propio organismo a diferencia de la **medicina** tradicional que se ocupa únicamente de la parte física.

No se enfoca en tratar la enfermedad en sí misma, sino que **busca tratar a la totalidad del ser**, de la persona, **abarcando su cuerpo físico, mental, emocional y espiritual.** Este tipo de terapias alternativas son una excelente opción, son fáciles de implementar y además generalmente brindan resultados magníficos para la mejora de la salud. **También se recomienda complementarlas con la medicina tradicional alopática** (también llamada medicina occidental), **y que ambos profesionales de la salud puedan trabajar en "equipo" para llegar a mejores resultados.**

Muchas son las personas que están en contra de estas prácticas, pero también hay otras tantas que afirman su eficacia y la comprueban con su longevidad a través del tiempo.

En los últimos años, cada vez son más las personas que se han interesado también por la medicina alternativa, que como su nombre bien lo indica, brinda una alternativa a la medicina tradicional y a los medicamentos que muchos afirman, dejan secuelas a largo plazo.

La diferencia entre los conceptos de **Medicina Alternativa y Complementaria**, es que esta última no reemplaza la medicina tradicional, sino que la acompaña y se complementa con esta.

Puedes encontrar distintas opciones de estas terapias naturales dependiendo del país o incluso región en la cual te encuentres, aunque en la mayoría de los lugares estas técnicas son bastante similares.

La medicina alternativa proviene de la cultura oriental, donde llevan siglos utilizándola como herramienta para la cura de enfermedades. En la antigüedad no era muy común verla en hospitales occidentales, no obstante, con el paso del tiempo se ha ido adentrando cada vez más y hoy en día tiene un gran peso en la medicina.

No existe un término exacto para definir lo que son las medicinas alternativas, pero se puede englobar como la aplicación de terapias no contempladas dentro de la medicina convencional. **En la medicina alternativa se emplean métodos diferentes, basados en plantas, productos de origen natural y el trabajo de la mente.**

Propiamente la medicina alternativa se utiliza para tratar dolores musculares, traumatismos y el manejo de las energías y la mente para la autocuración del cuerpo.

El Centro Nacional de Medicina Complementaria y Alternativa de Estados Unidos por sus siglas NCCAM en inglés, engloba todas las prácticas de la medicina alternativa en cuatro grandes áreas:

1. **Practicas con base biológica**: se basa principalmente en complementar una dieta. Esto puede realizarse con

suplementos vitamínicos, plantas medicinales o súper alimentos.
2. **Terapias manipulativas**: se encargan de restaurar el equilibrio del cuerpo, seste nombre aliviar dolores y efectos secundarios
3. **Mente y cuerpo**: aunque aquí lo dividiremos en dos puntos diferentes, la NCCAM las engloba como un todo. Se fundamenta en crear un equilibrio perfecto entre la mente, el cuerpo y el espíritu, para así priorizar la tranquilidad y minimizar las dolencias.
4. **Energía**: su idea principal es restaurar y reequilibrar las energías naturales del cuerpo. Su filosofía se basa en que hay un flujo de energía de la vida, el cual se encarga de mantener todos nuestros sistemas en óptimo funcionamiento. Se fundamenta en que **el cuerpo es energía y la energía se modifica**.

Las dietas y hierbas, las cuales son muy comunes en la medicina tradicional china y lo conocido como medicina complementaria, **me han ayudado mucho.** El té de jengibre trato de tomarlo por lo menos 2 veces a la semana durante todo el día, e intento comer todo tipo de ensaladas lo más posible, desintoxicando así el organismo; también ingerir agua y jugos naturales por lo menos cada 3 días ayuda a mantenerse sin inflamación.

Los jugos depurativos son una excelente opción para cuidar tu salud, ya que te pueden ayudar a eliminar toxinas que son el resultado de, entre otras cosas, una mala alimentación.

Por si fuera poco también son muy sencillos de preparar al igual que deliciosos.

Lo mejor es consumirlos por la mañana, incluso en ayunas, eligiendo el que mejor se adapte a tus necesidades.

A continuación, te presento jugos depurativos para limpiar el organismo que te ayudarán a eliminar las toxinas que se encuentran en él:

1. Jugo de cítricos

Este jugo es desintoxicante y depurativo. Es perfecto para combatir la retención de líquidos y reducir las medidas de la cintura y el abdomen, además es diurético. Aporta también vitaminas A, B y C al igual que minerales como potasio, hierro, calcio y magnesio. Se debe de beber diariamente. Los ingredientes y la preparación de este jugo son muy sencillos.

Ingredientes:
- 2 hojas de espinaca.
- Jugo de 3 naranjas.
- 1 taza de papaya picada en cuadros.
- 1 rebanada o rodaja de piña.

Todos los ingredientes se licúan juntos y el jugo se bebe al instante.

2. Jugo verde.

El jugo verde es muy bueno para desintoxicarte y depurarte, además de que es diurético. Contiene vitaminas A y C y grandes cantidades de fibra, por lo que es ideal para nuestro aparato digestivo. Al igual que el anterior, este jugo se debe de tomar diariamente, de preferencia por las mañanas.

Ingredientes:
- 1 taza de piña picada.
- 1 pepino.
- 2 tallos de apio.
- 1 cucharada de miel.

Para prepararlo se necesita un procesador de alimentos. Se colocan todas las frutas y verduras en él hasta obtener el jugo. Posteriormente se mezcla con la miel. En caso de no contar con un procesador se puede utilizar una licuadora, si es así debes de asegurarte que los ingredientes queden bien licuados. Se cuela y se sirve al instante.

3. Jugo de hierbas.

Este tipo de jugo es muy bueno para eliminar toxinas que se encuentran en el cuerpo, además de que aporta muchas vitaminas y minerales. Igualmente es perfecto para tener una buena digestión y un buen funcionamiento gástrico. Se debe de beber por las mañanas, en ayunas, durante el tiempo que se desee.

Ingredientes:
- 2 tomates grandes.
- 1 pepino.
- 2 cucharadas de cilantro.
- 2 cucharadas de perejil.
- 2 tallos de apio
- 1 zanahoria
- 1 limón

Todos los ingredientes se colocan en un procesador de alimentos o en una licuadora.

Aquí les comparto una ensalada de las que más me gustan y que contiene muchos vegetales.

Esta es una de las ensaladas más completas que son parte de mi dieta y que va a ayudarles a mantenerse bien, sin inflamación y sin ganar peso, además les dará energía durante todo el día.

Ingredientes:
- ½ Repollo morado.
- ½ Pepino.
- ½ Chiltomo o pimiento verde grande.
- ½ Chiltomo o pimiento amarillo grande.
- ½ Chiltomo rojo.
- ½ Zanahoria.
- ½ Manzana roja.
- Ajo.
- Sal y pimienta.
- Vinagre balsámico.

- Aceite de oliva.
- Una lata de garbanzos.

Procedimiento:

Lo primero que se hace es abrir la lata de garbanzos y tirar el agua, posteriormente se ponen en una taza mediana, una vez que tienes esto, cortas unos 5 dientes de ajo bien finos y se los vas agregando a los garbanzos, luego le agregas media tacita de aceite de oliva y la sal y pimienta al gusto. Mezclas bien y dejas los garbanzos reposar por unos 10 minutos, esto para que absorban los ingredientes.

En una taza grande cortas en trozos bien pequeños los vegetales: el repollo, la zanahoria, el pepino, los pimientos y la manzana; repito que es muy importante que todo sea en trozos pequeños.

Una vez que tengas todos los ingredientes bien cortados en el tazón, le agregas los garbanzos ya preparados. Mezclas y revuelves todo.

Cuando un niño tiene artritis juvenil, la familia entera se ve afectada. Los padres y familiares a cargo de un niño con una enfermedad prolongada o crónica resulta tenso y agotador mental, física y emocionalmente. Hay tantas interrogantes, variables desconocidas, y decisiones por tomar. Exige tiempo para citas médicas y cuidados del niño, dificultades financieras, la asistencia a la escuela se vuelve irregular, afecta el empleo de los padres, se requieren adaptaciones físicas, emocionales y educativas para el niño, sentimientos encontrados y agotamiento físico y emocional de los padres. Por eso les quiero compartir algunas estrategias para el cuidado de su niño que pudieran ayudarle y algunas posibles soluciones.

Hágale a su doctor cuantas preguntas necesite.

Relaciónese con otros padres.

No tema pedirles ayuda a sus amigos.

Comuníquese para encontrar información sobre grupos de apoyo, clases y eventos.

Como conclusión

Ya les di todos estos consejos y recomendaciones personales con una trayectoria de 40 años ganándole a la artritis y al lupus, pero no podría terminar este libro sin antes decir que tú puedes probar y hacer todo tipo de tratamientos, pero si no estás conectado con la **Fuente Divina** ¡de nada sirven.! ¡Una vez que te conectes con Dios, nada puede ir mal!

- ¡Con Dios todo es POSIBLE!
- ¡Haz todo con la intención y el propósito de estar bien!
- Disciplina tu cuerpo con sabiduría.
- Ama y disfruta de lo que haces.

La verdad es que no creamos nada solos; todos somos criaturas con Dios. Tu mente y tus pensamientos son también los pensamientos de la Mente Divina. Puedes acceder a la fuerza de la intención, que te llevará a donde crees que estás destinado a llegar. Fusionar tus pensamientos individuales con la mente universal te llevará a tu propósito. Tú y tu fuerza de intención no están separados, cuando formas un pensamiento en tu interior acorde con el espíritu, formas un prototipo espiritual que te conecta con la intención y pone en marcha la manifestación de tus deseos.

Elimina de tu mente todo tipo de pensamiento negativo, condiciones y limitaciones, o la posibilidad de que no se manifiesten.

Disipa toda duda para que puedas crear un pensamiento armonioso con la mente o intención universal.

En palabras más sencillas: ***"Todo lo que pidiereis orando, creed que lo recibiréis y vendrá." (Marcos 11:24)***

www.ingramcontent.com/pod-product-compliance
Lightning Source LLC
LaVergne TN
LVHW041543060526
838200LV00037B/1119